AF494730

Bibliothèque historique de la France Médicale

# La
# Crèche Saint-Gervais

## (11 Mai 1846 — 15 Juin 1867)

PAR

### le D<sup>r</sup> E. BELUZE

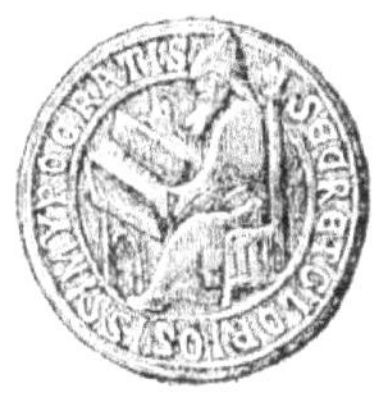

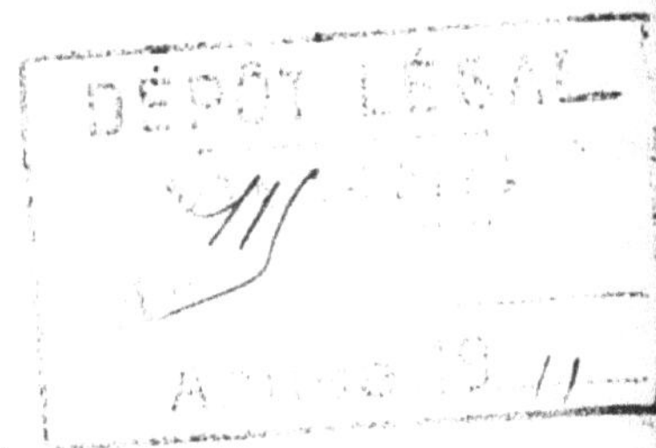
DÉPOT LÉGAL

PARIS
HONORÉ CHAMPION
5, QUAI MALAQUAIS, 5

1911

N° 24

8° T21
756
24

Bibliothèque historique de la France Médicale

# La
# Crèche Saint-Gervais

## (11 Mai 1846 — 15 Juin 1867)

PAR

## le D<sup>r</sup> E. BELUZE

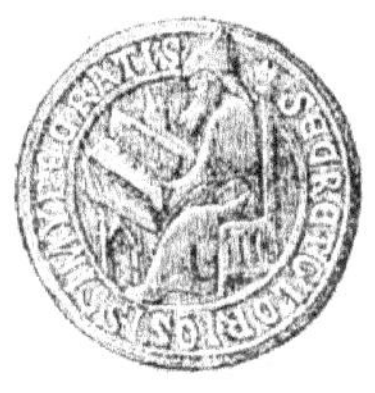

PARIS
HONORÉ CHAMPION
5, QUAI MALAQUAIS, 5

1911

# La Crèche Saint-Gervais

## Introduction

Un jour, à la crèche Sainte-Philomène, consultant quelques registres anciens, j'en avisai un, dans le nombre, dont l'aspect particulièrement vieillot excita ma curiosité. Le format en était presque carré; la demi-reliure, soignée; le dos, pelucheux; les plats, élimés. Il portait ce titre :

CRÈCHE SAINT-GERVAIS

LIVRE DES VISITEURS

Au verso du feuillet de garde, qui était de papier vergé, figurait cette mention : « Commencé le 11 mai 1846. » —Cette date nous reportant fort près des origines de la crèche (1844), une perquisition s'imposait dans l'espoir de découvrir d'autres documents contemporains. A force de fouiller la poussière et le fond des armoires, nous finîmes par rassembler une pile de cahiers cartonnés, sinon tous aussi vieux que le premier, du moins ayant même provenance.

Qu'était-ce donc d'abord que cette crèche Saint-Gervais? Le *Bulletin des crèches* consulté ne mentionnait pour le présent nul établissement de ce nom; mais il en signalait, dans le passé, un qui s'était ouvert rue Geoffroy-l'Asnier, le 11 mai 1846, pour se fermer le 15 juin 1867 (1). Dates rapprochées, c'était bien celui-là dont nous avions le dossier entre les mains.

(1) *Bulletin de la Société des crèches*, année 1896, pages 69 et 71.

Restait ensuite à comprendre comment et pourquoi la crèche Sainte-Philomène, fondée en 1873 seulement et rue Sainte-Croix de la Bretonnerie, détenait cet encombrant dépôt. Cette question nous fut élucidée par MM. Eugène Marbeau et Charles Morel d'Arleux, qui, après avoir suivi la crèche Saint-Gervais durant les dernières années de son existence, avaient été témoins de sa disparition et avaient plus tard pris part à l'organisation de Sainte-Philomène. Voici les explications qu'ils ont bien voulu nous donner de vive voix à cet égard. La fondation de la rue Geoffroy-l'Asnier était due à l'initiative de la famille Morel d'Arleux. La mère de M. Charles Morel d'Arleux, notamment, s'y était consacrée dès les débuts et la dirigeait avec la plus dévouée sollicitude. En 1864, lorsque la mort vint mettre fin à sa tâche, M<sup>me</sup> Charles Morel d'Arleux, sa belle-fille, lui avait succédé. Trois ans plus tard, la propriétaire ayant refusé de renouveler bail, la crèche dut quitter les locaux qui l'avaient abritée jusque-là. Comme, malgré les recherches les plus actives, il fut alors impossible de lui trouver un asile répondant aux besoins de sa clientèle, il fallut se résigner à la fermer provisoirement; et c'est seulement en 1873 que M. et M<sup>me</sup> Charles Morel d'Arleux purent enfin la réinstaller rue Sainte-Croix de la Bretonnerie. Ainsi la crèche Sainte-Philomène, quoique sous un nom nouveau, ne fait que continuer en somme la crèche Saint-Gervais. Le matériel comme le fonds de caisse restés six ans en souffrance lui ont été dévolus, et il est tout naturel qu'elle ait recueilli également les papiers de sa devancière.

Ces papiers consistent en 24 registres manuscrits exclusivement composés de notes successives apposées au jour le jour. Certaines de ces notes émanent de visiteurs étrangers à l'œuvre; la plupart, au contraire, des administrateurs de celle-ci, de ses dames inspec-

trices, de ses médecins ou de sa surveillante. Toutes
concernent le fonctionnement de la crèche et par suite
nous renseignent directement sur les détails de sa vie et
de son activité quotidiennes. Voici d'ailleurs la nomen-
clature succincte de ces registres et de leur contenu :

*Archives de la crèche Saint-Gervais.*

I. — *Livre des Visiteurs*, commencé le 11 mai 1846 ;
se terminant au 17 avril 1850.

II à IX. — 8 *registres des dames inspectrices*, em-
brassant, sans lacune, une période de 20 ans environ
(14 mai 1846, 24 mars 1866).

X à XX. — 11 *registres de présence et rétribution
maternelle*.

X, XI, section A, XII. — S'étendent du 12 mai 1846
au 12 juin 1852.

XIII. — Ne reprend qu'en avril 1854 et va jusqu'au
10 février 1855.

XIV à XX. — Suite ininterrompue de 7 registres allant
du 19 mai 1856 au 20 janvier 1866.

XXI sections C, D et XXII. — *Registres médicaux*
comprenant : le premier, une période de 5 mois (2
juin à 4 novembre 1846 ; — le second, une de 10
ans (21 février 1850 à 25 juin 1860).

XI section B ; XXI, sections A, B, B' ; XXIII ; XXIV.
— Sont des *registres d'inscription* donnant la liste
à peu près complète des enfants admis du 12 mai
1846 au 1ᵉʳ juillet 1861.

On voit par cette énumération que nous ne possédons
pas au complet les archives de la crèche Saint-Gervais
et que plusieurs registres certainement sont perdus. Si
fâcheux que soit l'accident au point de vue statistique,
ce qui subsiste suffit heureusement pour établir de façon précise et sûre comment, dès l'origine, fut prati-

quement conçue, organisée, dirigée l'œuvre naissante
de Firmin Marbeau : et c'est ce que nous voulons particulièrement y chercher.

Nous avons trouvé de plus, relativement à la gestion
générale, quelques indications complémentaires dans
les archives de la Société des crèches. Vieille de 64 ans
(1846), celle-ci conserve en effet une riche collection de
lettres, comptes, rapports, concernant plus spécialement les fondations du département de la Seine.
M. Edouard Marbeau, son président, a bien voulu
mettre obligeamment à notre disposition :

*Archives de la Société des crèches.*

*Dossier de la crèche Saint-Gervais :* — Comprenant un rapport imprimé sur l'exercice 1864, plus 23
pièces manuscrites (correspondance ; demandes de sub-
vention ; états annuels de recettes et dépenses ; notes
prises au cours d'inspection).

*Registre* donnant : — Section A, les comptes-rendus des séances du Conseil d'administration ;

Section B, les comptes-rendus des séances du Comité
administratif de la Société depuis sa fondation (1846).

Section C, un relevé des subventions annuellement
accordées.

Dans ces comptes-rendus comme dans ce relevé, il
est souvent question de la crèche Saint-Gervais.

Tels sont les documents originaux qui nous ont ren-
seigné sur cet établissement. Nous les avons présentés
longuement peut-être ; mais nous ne pouvions l'éviter,
leur nature même faisant tout l'intérêt, toute la nouveauté de la présente étude. Jusqu'ici c'est l'histoire
abstraite de l'institution des crèches qu'on a envisagée
surtout : on juge de ses progrès d'après ceux que con-
sacrent les décrets et arrêtés officiels la concernant ; le

règlement particulier que se trace par avance chacune de ces fondations est trop généralement accepté de confiance comme le reflet exact de sa valeur sociale ; on prend volontiers les gros chiffres statistiques pour l'expression véridique des services rendus : autant d'erreurs habituellement. Pour voir juste, il y faut regarder de plus près, et, sans souci des meilleures intentions, constater ni plus ni moins ce qui se passe. Précisément c'est ce que font la plupart des registres-journaux de la crèche Saint-Gervais : d'où leur précieuse valeur documentaire qu'il était bon de souligner.

# I. — La Crèche.

### Inauguration, siège, dénomination.

La crèche-type, celle de Saint-Pierre de Chaillot, fut ouverte le 14 novembre 1844. Au 1er mai 1846, moins de dix-huit mois plus tard, déjà neuf autres établissements semblables s'étaient constitués dans le département de la Seine pour fonctionner autour du premier (1) ; et celui dont nous faisons l'histoire, l'onzième par conséquent, était à la veille de naître à son tour.

Sa bénédiction inaugurale eut lieu, en effet, le lundi, 11 mai 1846. Les invités étaient convoqués pour huit heures du matin, ce qui sans doute ne parut point insolite à cette époque et, en tous cas, ne nuisit en rien à la pompe de la cérémonie dont le *Bulletin des Crèches* (2), nous conserve un récit détaillé. On y vit, paraît-il, — autre signe des temps — figurer côte-à-côte et sympathiquement rapprochées les autorités religieuses et civiles : Archevêque de Paris et M<sup>me</sup> de Rambuteau, femme du Préfet de la Seine; maire du IX<sup>e</sup> arrondissement et curé de Saint-Gervais.

La crèche était installée au centre d'un vieux quartier populeux et misérable, 18, rue Geoffroy-l'Asnier. L'immeuble existe encore et porte actuellement le n° 20. Se trouvant ainsi sur le territoire de la paroisse Saint-Gervais, la fondation nouvelle reçut même appellation et c'est de la sorte que nous la trouvons le plus communément désignée. Pourtant, avant 1860,

---

(1) *Bulletin de la Société des crèches*, juillet 1896, pages 68, 69.
(2) *Bulletin de la Société des crèches*, mai 1846, pages 132 à 137.

elle est parfois appelée : Crèche du IXᵉ arrondissement,
parce qu'elle appartenait également à cette ancienne
circonscription municipale. Nous rencontrons 20 fois
cette qualification de 1846 à 1858. A ce sujet, au reste,
il ne paraît s'être produit ni conflit ni compétition
entre la Mairie et la Cure qui patronnaient l'œuvre de
concert sans en revendiquer ni l'une ni l'autre le mono-
pole exclusif.


### Fondatrice et organisateur.


L'honneur d'avoir mené à bien l'entreprise appartenait en propre à une tierce personne. une femme de
bien Mᵐᵉ M... d'A... Celle-ci avait. dans ce but,
groupé autour d'elle une douzaine d'hommes de bonne
volonté (comité d'honneur) et une vingtaine de dames
charitables (dames inspectrices) qui lui apportaient
non seulement un concours moral et financier, mais
de plus promettaient une aide active pour la direction
générale et la surveillance du fonctionnement quotidien.

Ces jalons posés, la fondatrice eut la rare sagesse
de ne pas tout prétendre faire par elle-même et s'associa
un médecin pour le choix et la mise en état des locaux.
Voilà certes une excellente tradition dont il serait
fort souhaitable qu'on ne se départît jamais.

Ce fut donc le Dʳ V..., assisté, bien entendu, d'un archi-
tecte, qui dirigea les travaux d'installation et d'aménagement intérieurs. Il s'acquitta de cette tâche à la
satisfaction générale ; le registre des visiteurs en fait foi.
Ainsi, le 25 mai 1846, Henry B... « félicite sincère-
ment son très-honoré confrère, le Dʳ V..., des ingé-
nieuses dispositions de la crèche qu'il a créée » ; le
Dʳ B... D... et M. D... lui adressent également des

éloges en mai 1846 et 1848 ; le D⟨r⟩ M... enfin, qui
s'occupait alors d'organiser une crèche à Bercy (1),
où il exerçait, constate, le 19 mai 1846 qu'il a, « remarqué », rue Geoffroy-l'Asnier, « des progrès, des
améliorations considérables » — comparativement à
ce qui s'était fait jusque-là, et s'estime « heureux
d'avoir pour modèle la crèche Saint-Gervais ».

Voyons donc ce qu'était une crèche modèle en 1846.

### Locaux et aménagement.

**Au** dire d'un administrateur du bureau de bienfaisance du VIII⟨e⟩ arrondissement, le local avait été très
« heureusement choisi. Spacieux, vaste et salubre,
admirablement bien éclairé et aéré, donnant sur un
jardin » — il était « remarquable par sa position hygié-
nique » — constate le D⟨r⟩ M..., le 31 janvier 1850. La
distribution, de son côté, en était « bien entendue ».

Tels sont les détails que nous relevons çà et là dans
le livre des visiteurs au cours des années 1846 et 1847.
Nous pouvons nous porter garant de leur exactitude,
car, pour avoir changé de destination, la vieille demeure
de Saint-Gervais n'a pas cependant disparu : elle subsiste toujours au 20 de la rue Geoffroy-l'Asnier. Elle
se trouvait dans le corps de bâtiment du fonds, cons-
truit parallèlement à la rue, et y occupait le premier
étage, auquel on accède par un de ces larges et doux
escaliers d'autrefois. Actuellement, elle est habitée par
la propriétaire de l'immeuble qui s'y installa en 1867,
lors de la fermeture de la crèche. Elle a été, paraît-il,
complètement transformée à cette occasion et nous
n'avons pu avoir de renseignements oraux sur sa

---

(1) Cette crèche, ouverte e 1⟨er⟩ août 1846, ferma en 1851.
*Bulletin de la Société des Crèches*, juillet 1896, pages 68, 69.

disposition antérieure. Ce dont on peut s'assurer seulement c'est que sa hauteur sous plafond est d'environ 4 mètres ; que ses fenêtres, larges et orientées au midi, s'ouvrent sur un jardin.

Telle qu'elle était au 11 mai 1846, elle offrait de 35 à 40 places (1) ; mais, vers la fin de 1852, elle fut notablement agrandie et le loyer primitif, qui était de 600 fr., s'éleva dès lors à 900, ainsi que l'établissent divers états récapitulatifs de dépenses conservés aux archives de la Société des crèches.

Les *salles* où l'on gardait les enfants se trouvaient séparées du palier par une *antichambre*. Primitivement elles étaient au nombre de deux : Saint-Gervais et Sainte-Marie, assez grandes pour contenir l'une 31, l'autre 24 berceaux, voit-on dans les registres de présence. Le 20 novembre 1852, les inspectrices signalent l'existence d'une troisième salle Saint-Stanislas, dont les dimensions égalaient à peu près celles des premières, puisque nous y trouvons réunis 29 enfants. le 9 mai 1859. Ce jour-là si nombreuse fut la clientèle qu'elle envahit, sous le nom de salle Saint-Jean, un petit local de 5 lits auparavant consacré aux seuls malades. — La salle Saint-Gervais était plus spécialement réservée aux enfants ayant dépassé un an, tandis qu'à Sainte-Marie d'abord, puis à Saint-Stanislas ensuite on groupait de préférence les nourrissons ; le fait nous est signalé par les inspectrices et confirmé par l'examen des registres d'entrées et de présence qui nous indiquent les uns l'âge, les autres la place des enfants admis.

Une *infirmerie* était affectée aux malades. Son existence n'est signalée pour la première fois que le 5 avril 1854 ; il est donc probable qu'elle fit partie des agrandissements de 1852. Ce fut cette petite pièce qui, en 1859, par suite de l'accroissement de la clientèle, devint

______

(1) *Bulletin de la Société des crèches*, juillet, août, sept. 1846.

la salle Saint-Jean, non d'ailleurs sans protestation de la part du médecin, qui, dès le 2 mars précédent, réclame en ces termes : « Il est urgent, au moins pendant le mois de mars, époque des éruptions, de laisser libres les lits de l'infirmerie pour isoler les enfants malades. »

En 1851, la crèche avait, à ses frais, fait construire un grand *balcon* sur le jardin. 3o enfants y étaient simultanément réunis, le 21 août 1854, les uns jouant, d'autres assis, les plus jeunes couchés sur des paillasses. C'était donc une sorte de terrasse qui rendait de grands services et était utilisée en toute saison, à moins que le temps ne s'y opposât absolument. Il dut être supprimé vers la fin de 1858; nous en trouvons la dernière mention au registre des inspectrices, le 11 octobre de cette même année : une pension de jeunes filles du voisinage en avait exigé la suppression, nous dit M. Eugène Marbeau en inspectant la crèche, le 5 novembre 1861.

Dans une pièce, petite mais pourvue d'une fenêtre, on avait aménagé un *vestiaire* en y installant des planches destinées à recevoir les vêtements des enfants. Sous ce rapport, bien des crèches actuelles, obligées à cette fin de se contenter d'une armoire, pourraient envier Saint-Gervais.

Une *cuisine* servait à la préparation des aliments, ce qui est fort naturel; et aussi, ce qui l'est moins, au lavage des couches faute de buanderie (1854).

Pendant 5 ans, il n'y eut pas de *cabinet d'aisances ni de toilette;* deux visiteurs signalent cette lacune en janvier et mars 1848; les enfants allaient au vase, étaient lavés dans les salles communes. C'est en avril 1851 seulement qu'on établit, attenant à la salle Saint-Gervais, un petit retrait où se firent désormais les besoins et la toilette des bambins. Le médecin avait

surveillé cette installation avec tout le soin nécessaire,
contrôlant « la fermeture exacte de la porte, la facilité
de la ventilation ; » et c'est avec une satisfaction légitime qu'il note le 28 mai 1851 : « Je constate avec bon-
heur l'inodorité du cabinet. »

Une *lingerie* avait été organisée dès l'origine : une
note du 6 avril 1847 signale qu'elle est en désordre.

Ajoutons à cela un *grenier*, où l'on remplit les
paillasses et où l'on étend parfois le linge ; une *cour*,
où l'on met tremper les couches sales ; et nous aurons
achevé l'énumération des locaux dont put jouir la crèche Saint-Gervais.

On reconnaîtra maintenant en pleine connaissance
de cause qu'elle était digne des éloges dont elle fut
comblée de son temps. Du nôtre même combien de ses
congénères ne possèdent pas une installation si complète.

Pour terminer ce qui regarde l'aménagement, il
nous reste à dire que le *chauffage* était assuré par un
poêle donnant parfois de fâcheuses odeurs et une température insuffisante de 10° seulement ; — qu'il fallait
s'approvisionner *d'eau* au rez-de-chaussée ; — que
les *parquets* furent d'abord cirés, puis lavés ; mais il
ne faudrait pas croire que l'hygiène eût été pour rien
dans ce changement ; on ne s'y résigna qu'en consi-
dération des berceuses qui n'y pouvaient suffire, et plus
tard on prit un frotteur pour recirer comme devant.

## Mobilier.

L'ameublement, lui non plus, ne différait guère de
ce que nous voyons aujourd'hui. Les *berceaux*, qui
actuellement sont en usage à la crèche Sainte-Philomène, présentent, comme unique particularité, d'être
ornés de deux boules de cuivre vissées l'une au pied,
l'autre à l'extrémité libre de la flèche. Il est souvent

question de ces malencontreux cuivres que les berceuses astiquaient le samedi. La garniture de ces berceaux ne présentait rien de spécial et il va sans dire qu'ils étaient munis de rideaux : c'était la règle générale à cette époque.

Le *lit-de-camp*, qui pouvait recevoir à la fois au moins huit enfants (25 février 1855), inspirait à quelques-uns une sage défiance : sans tarder, les 26 mai et 29 août 1846, un médecin et un administrateur de la crèche Sainte-Geneviève en dénoncent successivement le danger au point de vue contagion. On continue néanmoins à s'en servir journellement. Son coup d'œil était pittoresque et l'on n'y renonça pas.

Un autre objet, pittoresque aussi par malheur, le *couchoir mobile* de Godillot où l'on pouvait poser plusieurs enfants côte-à-côte, et qui présentait par conséquent les mêmes défauts que le lit-de-camp. fut inauguré à Saint-Gervais et fort admiré en raison de sa nouveauté. Il nous a été donné d'en voir un exemplaire — le dernier il faut l'espérer — dans une crèche toute moderne.

La *pouponnière*, comme celles d'aujourd'hui, donnait bien du mal aux berceuses qui la lavaient fréquemment et de graves soucis aux médecins qui s'ingéniaient, sans grand succès, à imaginer les moyens de la tenir propre. Quand on sera las de les chercher en vain, il est possible qu'on se décide à supprimer tout simplement ce meuble encombrant et dangereux dont, à l'heure présente, une crèche ne saurait décemment se passer.

Nous signalons enfin les *fauteuils* à l'usage des bébés et *l'autel* de la vierge, dont nous n'avons rien à dire.

## II. — Gestion administrative.

### Comité d'honneur ou Conseil d'administration.

La haute direction était confiée à un « Comité
d'Honneur composé de 12 membres », lisons-nous dans
une pièce appartenant à la Société des crèches. Vers
1852, voyons-nous encore dans les procès-verbaux de
la même Société, ce Comité devint plus simplement le
« Conseil d'administration » sans probablement que
ses attributions fussent modifiées.

Ce Comité ou Conseil donc comportait naturellement un état-major complet : président, vice-président,
trésorier, secrétaire. A notre connaissance, trois médecins en firent partie : l'un, l'organisateur de la crèche,
en fut secrétaire (1846), puis vice-président (1856) ;
un second en était secrétaire en 1864 et rédigea le rapport imprimé sur cet exercice (1) ; seul, le dernier entré
au Comité dès l'origine ne paraît pas avoir fait partie
du bureau.

Aucune dame inspectrice n'était admise dans ce
Conseil. Nous en trouvons la preuve dans une longue
note rédigée sur le livre des visiteurs à la fin de mai
1846 par un administrateur qui prie ces dames de soumettre par écrit leurs « idées » au Comité ; celui-ci,
ajoute-t-il, y trouvera de « précieux renseignements ».
La précaution était judicieuse ; car, à de rares exceptions près, ce Conseil n'avait aucune notion des besoins

---

(1) Crèche Saint-Gervais, rue Geoffroy-l'Asnier, 18. Rapport du
Secrétaire, broch. in-8, 7 pages. Paris, Jouaust, 1865.

de la crèche et des difficultés pratiques au milieu desquelles elle se débat. Quelques-uns de ses membres au début manifestent, il est vrai, leur bonne volonté et viennent de loin en loin rue Geoffroy-l'Asnier; mais qu'y faire? constater sur le registre banal des visiteurs quel est le nombre d'enfants présents; s'ils sont calmes ou criards; que le potage est bon ou délicieux; que tout va bien. Aussi ces tournées cessent-elles bientôt, n'intéressant personne, ne contribuant même pas à la bonne marche du service puisque des inspectrices, nous le verrons, ont mission d'exercer sur le personnel une surveillance suivie.

Compris et constitué de la sorte, le Conseil, cela saute aux yeux, est trop purement administratif. Il ne connaît la crèche que par ouï-dire, ne se mêle pas intimement à sa vie quotidienne; **c'est** là son vice rédhibitoire. Nous en verrons bientôt s'accuser deux conséquences fâcheuses: recrutement inconsidéré, instabilité de la clientèle qui compromettent à la fois la marche comme la valeur sociale de l'œuvre.

### Ressources et dépenses.

A cette époque le pari mutuel n'existait pas; ni l'Etat ni les Municipalités ne subventionnaient les crèches; si bien que chacune de celles-ci devait par ses propres moyens pourvoir à ses besoins. Saint-Gervais subissait la loi commune et vivait uniquement des dons volontaires qu'elle recevait, du produit de la rétribution maternelle et des allocations que lui pouvait accorder la Société générale des crèches, créée à cet effet en 1846. Le Conseil d'administration et le Comité des dames avaient donc comme premier devoir d'alimenter la caisse. Pour y réussir, nous dit le rapport imprimé sur l'exercice 1864 (7), ils donnent eux-

---

(1) *Loc. cit.*, page 6, note.

mêmes ; ils sollicitent dans leurs relations « des dons en nature tels que linge, bois, sucre, confitures, pâtes farineuses, etc..., des dons en argent ; des souscriptions annuelles dont le minimum est de six francs » ; des fondations de berceau « moyennant 40 francs une fois payés » ; ils organisent des sermons de charité ; font des quêtes à domicile ; un tronc est placé à la sortie de la crèche ; d'autres, répartis en 1848 et 1849 dans les sections électorales de l'arrondissement recueillent 250 fr. 15 et 387 fr. 50 ; ainsi que le montrent des états récapitulatifs de recettes adressés à la Société des crèches.

Jusqu'en 1850 Saint-Gervais, avec le seul appoint de la rétribution maternelle dont nous parlerons plus loin, arrive de la sorte à se suffire. De 1850 à 1852, elle est obligée déjà de recourir à la Société des crèches qui lui vote une aide modeste de 300, puis de 600 fr. par an. A partir de 1853, le chiffre annuel des subventions accordées grossit et est en moyenne de 1100 fr. environ pendant les 12 années suivantes.

A dater du 13 octobre 1856 cependant, une rente de 500 fr. par an avait été léguée à l'Assistance publique au profit des crèches du IX⁰ arrondissement et Saint-Gervais jusqu'à sa fermeture en toucha intégralement les arrérages qui se trouvent aujourd'hui répartis entre les 3 crèches du IV⁰ arrondissement. Malgré ce surcroît fixe de recettes le budget s'équilibrait de plus en plus péniblement par le fait de la désagrégation progressive du comité des dames inspectrices (voir dames inspectrices).

Nous abordons maintenant le dernier chapitre du budget des recettes, la *rétribution maternelle* qui mérite de nous arrêter un instant. La crèche originelle était payante : c'était un principe intangible. Saint-Gervais s'y soumit de façon absolue, en théorie tout au moins, jusqu'au 9 avril 1857. Pendant ces onze années,

les registres de présence et de rétribution maternelle
(XII à XIV) le prouvent, toute mère qui n'a pas soldé
la journée de présence de son enfant en est considérée
comme débitrice. Le tiers environ était dans ce cas et
ne s'acquittait jamais de sa dette. Dès 1856 certaines
dérogations plus graves se font jour. Le bureau de
bienfaisance paie alors ouvertement pour certaines
familles indigentes. Enfin à compter du 9 avril 1857 le
dernier pas est franchi, la gratuité est officiellement
admise, mais à titre exceptionnel bien entendu ; et de
1857 à 1865 le nombre annuel des journées de présence
gratuitement concédées varie entre un minimum de
362 (1862) et un maximum de 1093 (1859). Le taux
quotidien de rétribution nous reste inconnu jusqu'au
21 octobre 1850, les registres antérieurs (X, XI) n'en
portant pas mention. Depuis lors jusqu'au 31 décembre 1856 (registres XII à XIV) le prix semble varier de
10 à 20 centimes par jour, probablement selon les ressources des familles. Du 1ᵉʳ janvier 1857 au 7 février
1862 (registres XIV à XIX) rétribution uniforme de
10 centimes par journée de présence. Ensuite (registre
XIX, XX) elle reste définitivement fixée à 15 centimes.
Le produit annuel de cette rétribution fut réduit à son
minimum en 1849 ; la crèche n'encaissa de ce chef que
483 fr. 50 cent. En 1864, au contraire, le total s'en éleva
à 1.821 fr. ; c'est le maximum atteint parmi les années
sur lesquelles nous avons des renseignements.

Nous n'entrerons pas dans le détail du budget des
dépenses qui nous entraînerait trop loin et nous nous
bornerons à dire, d'après les relevés du trésorier trouvés
dans les archives de la Société des crèches, que chaque
journée de présence revint à :

$$70 \text{ centimes en } 1848$$
$$60 \quad — \quad 1849$$
$$60,8 \quad — \quad 1850$$

61  centimes en 1853
68      —      1854
55      —      1858
58      —      1862
53      —      1864

Pour compléter ces indications, nous dressons un tableau statistique indiquant, année par année, combien la crèche compta de jours d'ouverture et de journées de présence d'enfants. Les éléments nous en ont été fournis principalement par les registres de présence de Saint-Gervais dont nous avons, en cas de nécessité, comblé les lacunes au moyen des livres des dames inspectrices et de quelques pièces comptables appartenant à la société des crèches.

| Années. | Nombre de jours : | |
| --- | --- | --- |
| | d'ouverture | de présence |
| 1846 | 191 | 3,620 |
| 1847 | 308 | 7,179 |
| 1848 | 307 | 5,041 |
| 1849 | 309 | 6,137 |
| 1850 | 308 | 6,661 |
| 1851 | 303 | 7,634 |
| 1852 | 305 | 8,681 |
| 1853 | 304 | 8,695 |
| 1854 | 306 | 9,861 |
| 1855 | 304 | 6,324 |
| 1856 | 306 | 10,180 |
| 1857 | 306 | 13,372 |
| 1858 | 305 | 14,528 |
| 1859 | 305 | 15,075 |
| 1860 | 305 | 13,739 |
| 1861 | 305 | 14,353 |
| 1862 | 303 | 10,290 |
| 1863 | 306 | 10,980 |
| 1864 | 306 | 12,700 |
| 1865 | 305 | 11,087 |
| 1866 (1er trimestre) | 69 | 2,421 |

### Conditions d'admission.

Certaines crèches modernes encourent, dit-on, le reproche de se soucier moins d'assistance générale que d'intérêts électoraux, confessionnels ou particuliers. Saint-Gervais ne saurait être suspecte à cet égard : elle était libéralement ouverte à qui se présentait, trop libéralement même ; et le seul grief qu'on puisse retenir contre elle est, au point de vue tant administratif que médical, d'avoir accueilli tout venant sans discernement suffisant.

Les registres d'entrée, nous montrent que les postulants y étaient reçus depuis l'âge de quatre jours, ce qui est bien tôt, jusqu'à celui de 4 ans, ce qui, par compensation est bien tard. Aussi quelques municipalités ombrageuses ne manquent-elles pas de protester, et, le 12 février 1847, le maire du VIII$^e$ arrondissement note sur le livre des visiteurs : — « La crèche me parait bien tenue ; mais je trouve qu'on y admet des enfants dont l'âge leur permettrait d'être reçus dans nos asiles. » — Quoique juste cette réclamation reste inefficace puisqu'en 1859 et 1860 nous relevons deux entrants vieux de 42 mois révolus, et trois de 35 en 1861. Ajoutons de plus que, si nous ne pouvons citer de cas similaires durant les années suivantes, c'est parce que toute documentation sur les entrées nous fait défaut à partir du 1$^{er}$ juillet 1861. D'ailleurs, hâtons-nous de le reconnaître, les enfants de 3 à 4 ans constituaient une infime exception : la grande majorité de l'effectif se composait de sujets incapables de marcher. Frappées de cette prédominance de « maillots », comme elles les désignent, les dames inspectrices, à partir de 1854 commencent à en inscrire, plus ou moins régulièrement d'abord, le nombre quotidien sur leur registre. De 1854 à 1866, sur 97.541 journées de présence

50.707 sont fournies par des bébés qui ne marchent pas ; c'est-à-dire que les nourrissons au-dessous de 16 mois, ceux qui exigent les soins les plus assidus et les plus délicats, composaient à eux seuls 58 p. 100, plus de la moitié de la population journalière.

Pas de restrictions non plus concernant le domicile. Tandis qu'à Paris certains établissements aujourd'hui sont exclusivement réservés aux concitoyens habitant l'arrondissement, Saint-Gervais ne marchandait à quiconque ses bons offices et acceptait les arrivants d'où qu'ils vinssent. Le gros de la clientèle (ce sont toujours les registres d'entrée qui nous renseignent) habitait naturellement les rues populeuses du voisinage, celles de :

L'Hôtel-de-Ville ; Geoffroy-l'Asnier ; la Tixeranderie ; la Verrerie ; des Ecouffes ; Saint-Antoine ; Saint-Paul ; Charlemagne ; Saint-Martin ; Maubuée ; et leurs adjacentes ; ainsi que les îles Saint-Louis et de la Cité (la cité antérieure au boulevard du Palais, à la Préfecture de Police, au tribunal de commerce et à l'Hôtel-Dieu moderne). Mais les environs des Halles, le territoire du III° arrondissement actuel, la rive gauche avant les percées de la rue des Ecoles et du boulevard Saint-Germain fournissent de leur côté un contingent sérieux. Enfin quelques-uns plus épars venaient des rues de Charonne, des Boulets, de Ménilmontant (Oberkampf), de Charenton, de la Roquette, Sainte-Marguerite, de Reuilly, du faubourg Montmartre ; du quai Jemmapes.

Les mères domiciliées aussi loin étaient attirées à Saint-Gervais par les nécessités de leur travail. La plupart de celles qui s'y adressaient étaient en effet des ouvrières d'atelier, des femmes de ménage, des marchandes aux Halles, des marchandes des quatre saisons, toutes professions s'exerçant hors du logis. Certaines pourtant n'étaient pas dans ce cas. De 1853 à 1859,

nous comptons 13 concierges, 4 charbonnières, 2 char-
cutières, une bouchère et une fruitière. Mais cette caté-
gorie était, comme on le voit, l'exception.

Ce qui n'en était point une, au contraire, c'étaient
les filles-mères qui, en grand nombre, recouraient à
l'œuvre et y trouvaient libre accès. En 1850, 20 o/o des
entrants étaient enfants naturels ; en 1857 et 1860 leur
proportion s'élève à 33 o/o ; les autres années oscillent
entre ces deux extrêmes.

Les Israélites constituent encore une part notable de
la population courante. C'était chose nouvelle à cette
époque si nous en croyons sur parole un médecin qui
passe à Saint-Gervais le 13 juillet 1846. — « En visi-
tant cet asile de l'enfance, écrit-il, j'éprouve le besoin
de témoigner toute ma satisfaction aux honorables
fondateurs qui ont bien voulu *les premiers* montrer le
plus bel exemple de tolérance religieuse en acceptant
les pauvres enfants israélites au milieu de leurs com-
patriotes et de leurs frères en Dieu ». — Les registres
d'entrée précisent cette constatation : ils permettent
d'établir que la proportion d'Israélites reçus pour 100
fut de : 6,84 en 1851 ; 19,81 en 1852 ; 14,91 en 1855 ;
10,55 en 1856. Le livre des inspectrices montre de son
côté que les fêtes juives entraînant chômage réduisent
sensiblement l'effectif accoutumé. Nous y relevons les
chiffres suivants :

— Vendredi, 11 septembre 1863 — 33 présents.
Lundi, 14 — — 19 — { fête des
Mardi, 15 — — 24 — } Juifs.
Mercredi, 16 — — 31 — »
— Mercredi, 20 avril 1864 — 41 présents.
Jeudi, 21 — — 36 — { Pâques
des
Juifs.
— Jeudi, 9 juin 1864 — 47 présents.
Vendredi, 10 — — 38 — { P ente-
côte des
Juifs.

Malheureusement cette propension à ne repousser personne, qui était largeur d'esprit lorsqu'il s'agissait des domiciles, de naissances illégitimes ou de religion, devenait pure imprévoyance quand elle entraînait à recevoir soit des enfants dont les familles n'avaient pas besoin de la crèche, soit *a fortiori* des malades ; et c'est ce qui arriva jusqu'à la fin pour les premiers (voir : Assiduité), au moins durant deux années pour les autres. En janvier 1848 en effet, le D<sup>r</sup> I*****, médecin de la crèche Saint-Louis d'Antin et inspecteur de la Société des crèches du département de la Seine, se trouve amené à formuler le conseil suivant : « — Que l'on me permette de soumettre à l'appréciation du Comité la convenance de faire visiter les enfants par le médecin avant l'admission définitive de l'enfant à la crèche. » — Ce sage avis fut écouté et nous trouvons diverses notes ultérieures prouvant que le médecin était appelé, quoiqu'un peu tardivement, il est vrai (voir Hygiène), à examiner les derniers venus, à s'assurer que leur état de santé ne s'opposait point à ce qu'on les gardât et à contrôler enfin s'ils étaient vaccinés. Le défaut de vaccination n'était pas du reste une cause d'exclusion : sur 1436 enfants entrés avant avril 1857, 796 seulement étaient vaccinés ; les 640 autres ne l'étaient pas. Quelques-uns de ceux-ci le furent pendant leur séjour à Saint-Gervais (1854-1855).

## Mouvement d'entrées et sorties.

Grâce à cette complaisance qu'on avait de n'éliminer à peu près aucun postulant, les entrées étaient très nombreuses. De l'ouverture de Saint-Gervais à la fin de février 1866, en un peu moins de 20 ans par conséquent, nous en comptons 3.332.

Pour que ce roulement annuel moyen de 166 et au-

delà fût possible, il fallait nécessairement aussi que les
vides fussent fréquents et ils l'étaient en réalité : l'examen des registres d'entrées et de présence, tout incom-
plets qu'ils sont à cet égard, car on n'y faisait pas toujours figurer les hôtes de passage arrivés et repartis en
un seul et même jour ; l'examen de ces registres, disons-
nous, fait assister à un défilé incessant de recrues qui
ne s'arrêtent guère et disparaissent pour des raisons la
plupart du temps ignorées. Ainsi en 1856, sur 181 départs
qui se produisent au cours de l'année, 63 seulement
se trouvent motivés ; en 1857, la pénurie de renseignements est pire : nous n'en avons que sur 39 sortants
alors que le total de ceux-ci s'élève pour cette période à
246 ; en 1847, 147 mères reprennent leurs enfants et
115 d'entre elles sans indiquer la cause de cette déci-
sion. Quant aux autres années, plus considérable encore
est le nombre des disparitions injustifiées.

Ce sont les décès, les maladies, l'envoi en nourrice
ou à quelqu'autre crèche, le déménagement de la
famille, la limite d'âge qui déciment d'ordinaire l'effectif ; une fois c'est le mariage des parents qui entraîne
le retrait du bébé. Enfin, une dernière cause un peu
mystérieuse : « — les préjugés des mères » —, expli-
querait, paraît-il, la brièveté de certains séjours n'ex-
cédant pas 24 heures. « — 80 enfants inscrits sur notre
liste sont entrés et sortis le lendemain par faute de préjugés des mères, » — dit, le 24 juin 1846, le D$^r$ V...,
organisateur et premier médecin de Saint-Gervais.
Quels furent ces préjugés ? rien ne nous l'indique expli-
citement. Ils ne paraissent pas, en tous cas, avoir été
très tenaces ; le 2 novembre 1846, un membre du
Comité le constate en ces termes : « — On commence
à voir que les tristes préjugés qui avaient entouré les
premiers mois de l'œuvre sont complètement détruits :
on ne pouvait s'attendre à de plus heureux résultats. —»

Quoi qu'il en soit dans son ensemble, l'assiduité de

la population n'en devint pas pour cela satisfaisante, on va le voir. Mais il nous faut auparavant fournir sur ce sujet quelques éclaircissements indispensables.

## Assiduité de la clientéle.

Une crèche par laquelle passent beaucoup d'enfants pourrait, au premier abord, paraître, de ce seul fait, éminemment utile à cause de la multiplicité des familles qui sont sensées y trouver aide et profit. Si l'on réfléchit un instant, on s'aperçoit vite que : passer, rapidement surtout, par une crèche n'est nullement synonyme de : en tirer avantage ; et que, par suite, le nombre brut des entrées n'exprime point du tout celui des services réels dont on se peut flatter.

Quel est en effet le double objectif de la crèche ? Faire œuvre : — d'assistance par le travail en rendant à la mère la libre disposition de ses bras ; — de protection de l'enfance en améliorant l'hygiène et la santé de ses petits protégés. Or, ce n'est pas en un jour, ni même en quinze qu'on atteint pareils résultats, et tout enfant qui n'a pas dépassé ce minimum à peine suffisant de 15 présences n'en saurait espérer, faute de temps, aucun sérieux bénéfice ni pour lui-même ni pour les siens. A l'actif de la crèche c'est donc une non-valeur absolue qu'il convient d'éliminer ; et le déchet de cet ordre est considérable à Saint-Gervais.

Si en effet nous examinons le nombre des présences individuelles dans les 2.920 observations qu'il nous a été possible de reconstituer d'après ses registres, nous constatons que :

|     |     |     |
| --- | --- | --- |
| 141 enfants sont venus | 1 | jour. |
| 125 | — | 2 — |
| 103 | — | 3 — |
| 87 | — | 4 — |

<pre>
111 enfants sont venus    5 jours
 93          —            6  —
 68          —            7  —
 72          —            8  —
 61          —            9  —
 76          —           10  —
 62          —           11  —
 44          —           12  —
 49          —           13  —
 34          —           14  —
 62          —           15  —
</pre>

1.188 au total.

C'est une première et importante fraction de la population pour laquelle la crèche n'a rien pu faire d'utile. Et ce n'est pas tout : quelques autres encore sont dans le même cas :

12 avec chacun 16 présences coupées d'absences de 4,7,9,13 jours consécutifs ou davantage ;

15 avec chacun 17 présences coupées d'absences de 6 (3 fois), 7,16 jours consécutifs ou davantage

10 avec chacun 18 présences coupées d'absences de 6,9 (4 fois), 11,17 jours consécutifs ou davantage ;

9 avec chacun 19 présences coupées d'absences de 6,7,11,21 (2 fois) jours consécutifs ou davantage ;

14 avec chacun 20 présences coupées d'absences de 5,6,9 (2 fois),11,12,14 jours consécutifs ou davantage ;

9 avec chacun 21 présences coupées d'absences de 9,10,13,18,25,31 jours consécutifs ou davantage ;

8 avec chacun 22 présences coupées d'absences de 16,26,30,32 jours consécutifs ou davantage ;

7 avec chacun 23 présences coupées d'absences de 14,25,30 jours consécutifs ou davantage :

11 avec chacun 24 présences coupées d'absences de 9,15,20,26,27 jours consécutifs ou davantage ;

7 avec chacun 25 présences coupées d'absences de 13,19,25,34 jours consécutifs ou davantage ;

3 avec chacun 26 présences coupées d'absences de 68,175,435 jours consécutifs ;

4 avec chacun 27 présences coupées d'absences de 34,115,164,220 jours consécutifs ;

5 avec chacun 28 présences coupées d'absences de 44,47,113,295 jours consécutifs ou davantage ;

1 avec 29 présences coupées d'une absence de 46 jours consécutifs ;

3 avec chacun 30 présences coupées d'absences de 46,83,377 jours consécutifs.

118

Sur 2.920 enfants qui furent admis, en voilà donc 1.306 (1.188 + 118), soit 45 0/0 environ, qui n'ont rien pu gagner de bon à la crèche. Ils ont contribué au surmenage du personnel, grevé davantage un budget déjà lourd : le tout en pure perte.

Ce qui surcharge regrettablement encore les frais généraux, ce sont les absences dont il y a un abus criant. Les 2.920 observations ci-dessus nous fournissent des totaux de 165.984 présences en regard de 110.983 absences. Il en résulte que Saint-Gervais tint à la disposition de leurs titulaires 276.967 lits (165.984 + 110.983), dont 110.983 resteront vides. Autrement dit, de 10 enfants sur lesquels on comptait chaque jour, il n'en venait que 6 ; les 4 autres restaient chez eux et les 4 dixièmes des frais généraux (loyer, mobilier, chauffage, éclairage, personnel) se trouvaient ainsi sacrifiés en vain sans le moindre profit pour qui que ce soit. Que la crèche n'ait pas la pré-

tention d'être obligatoire ; qu'elle laisse la mère chô-
mant une fois par hasard garder son enfant auprès
d'elle : rien de mieux ; mais, d'autre part, elle se doit
exclusivement, qu'elle ne l'oublie pas, aux familles qui
ont vraiment besoin d'elle, ce qui manifestement, on
l'avouera, n'est point le cas de celles qui 2 jours sur 5
se passent délibérément de son concours.

Voilà ce que, faute d'expérience, ne vit pas le Conseil d'administration de Saint-Gervais. Il faut reconnaître à sa décharge que le temps a passé depuis sans
ouvrir les yeux de ses successeurs (1).

(1) Dr E. Beluze. Sur l'assiduité à la crèche — in comptes-rendus du Congrès des Sociétés savantes en 1907. Sciences.

## III — Gestion maternelle

### Dames inspectrices et leur Comité.

C'était à un comité de dames qu'appartenait la direction effective et le contrôle journalier du service. Ce comité comprenait 10 personnes, dont la fondatrice était présidente. Il comportait en outre une économe et des inspectrices. Voilà tout ce que nous avons pu recueillir sur sa composition. Il ne paraît pas avoir fourni une très longue carrière. Il subsiste en 1851, mais va s'anémiant progressivement les années suivantes. En 1852 la fondatrice est encore secondée par 11 collaboratrices qui visitent la crèche (elles étaient 21 cinq ans auparavant); en 1853 il n'en reste que 8; en 1854, 6 ; en 1855, 5 ; en 1856 et 1857, 4 ; bientôt plus personne : le 5 novembre 1861, M. Eugène Marbeau note sur place le renseignement suivant : « Pas de visites, M⁰ *** M*** d'A... est seule; elle dirige et donne. Elle suffisait quand sa santé lui permettait de venir souvent; elle est malade, vient rarement ; pas de surveillance. Tout repose sur la directrice. » Le 27 décembre 1863, dans une lettre adressée à Firmin Marbeau, la fondatrice elle-même confirme le fait : « Le quartier renouvelé ne laisse plus aucun souscripteur ancien, » dit-elle ; et la « réorganisation d'un nouveau comité » serait nécessaire. Malheureusement sa santé ne lui permit pas d'y pourvoir; elle mourut le 5 mars suivant.

En principe, les inspectrices devaient s'occuper et des familles et de la crèche. « Les mères sont visitées par Mesdames les inspectrices. Elles en reçoivent de bons conseils, des consolations et quelquefois des secours » nous apprend une pièce des Archives de la Société des crèches. Mais pour ce premier point, force nous est de nous contenter de cette affirmation sans preuves, les livres de Saint-Gervais demeurant, c'est naturel, muets sur ce qui se passait au dehors.

En revanche, ayant eu la bonne fortune de retrouver complète (1846-1866) la série des registres où ces dames apposaient, lors de chaque visite rue Geoffroy-l'Asnier, leur signature avec leurs observations, nous sommes jour par jour, édifiés sur leur exactitude et leur rôle quotidiens pendant cette période de 20 ans.

D'abord au nombre de 21, elles entourent l'œuvre naissante d'une sollicitude vraiment admirable ; pendant l'année 1846, 4 à 5 d'entre elles en moyenne, viennent chaque jour encourager, surveiller, diriger le personnel ; contrôler de leurs yeux les soins et l'alimentation que reçoivent les enfants. Dans le feu de ce premier enthousiasme, elles s'installent pendant de longues heures à la crèche. Le 23 mai, l'une d'elles y reste de 2 à 6 heures ; une autre, de 5 à 7. Le 6 juin, en voici une qui paraît dès 6 heures et demie du matin et ne s'en va qu'à 11 heures et demie ; une seconde la remplace de 1 à 3 heures ; une troisième de 5 à 7. Quelques jours plus tard (23 juin 1846), la présidente lui consacre toute sa matinée de 8 heures et demie à 11 heures ; puis y revient de 5 à 6 le soir ; à peine est-elle partie qu'une autre lui succède de 7 à 8 heures et demie. Et il en est de même presque chaque jour ; c'est un service de permanence qui se trouve alors constitué jusqu'à septembre 1846. Mais à compter de cette époque, les longues visites deviennent rares ; dès janvier 1847 elles sont exceptionnelles ; nous notons l'avant-dernière le 26 mai 1848, la dernière le 18 juillet 1849. Et le nombre des visites se réduit comme leur durée ; entre 1847 et 1854, les dames ne font plus en moyenne que 2 à 3 apparitions quotidiennes ; en 1855, cette moyenne tombe entre 1 et 2 ; de 1856 à 1860, il s'en compte à peine une par jour ; finalement c'est une tous les 2 ou 3 jours seulement.

En somme les dames inspectrices arrivent animées d'une belle ardeur et d'excellentes intentions. Hélas ! leur ardeur s'éteint trop vite et leurs meilleures intentions avortent : ces quelques mots résument toute leur histoire, — à Saint-Gervais, s'entend.

## Personnel.

Il n'en est pas moins vrai cependant qu'après nous avoir renseignés sur leur propre compte, ce sont elles encore à qui nous devons la plupart des détails qui suivent aussi bien sur le personnel que sur l'emploi de son temps.

A l'origine le personnel fixe attaché à la crèche se composait, en tout et pour tout, de trois *berceuses*. Dès 1847, on fut obligé d'en prendre une quatrième et l'on s'en tint là : leur nombre ne varia plus dans la suite. Mais, au fur et à mesure des besoins, on leur adjoignit successivement différents aides dont le concours plus ou moins régulier suppléait en quelque mesure à l'insuffisance croissante de ces cadres trop réduits.

Ainsi, à partir de 1853, un *frotteur* vient le jeudi. — Vers la même époque, une *femme de ménage*, désignée parfois sous le nom de femme de journée ou de cuisinière et qu'on paie 10 centimes l'heure, prête main-forte aux berceuses et les décharge fréquemment des plus durs travaux, lavant la vaisselle, la cuisine, les escaliers ; les aidant même parfois à faire manger les enfants. — D'autre part, une *lingère*, de 1854 à 1858 au moins, faisait assez régulièrement des journées à la crèche (le mardi de chaque semaine généralement); — une *blanchisseuse* lavait une partie du linge au dehors à compter de 1854; — un *porteur-d'eau* enfin, en 1858 et 1859, apportait le matin la provision nécessaire.

C'était donc, en somme, aux berceuses qu'incombait exclusivement la mission à la fois pénible et délicate de soigner et d'alimenter les enfants. L'une d'elles, qui avait le titre de *surveillante*, était chargée de la comptabilité et de la tenue des registres d'inscriptions de présences et rétribution maternelle; elle avait autorité sur ses campagnes et conséquemment se trouvait responsable de tous les détails du service vis-à-vis des inspectrices. Ces surveillantes furent stables dans leur emploi; nous n'en trouvons signalées que deux : l'une, M^lle P···, est désignée pour la première fois le 11 mai 1853 et pour la dernière le 5 décembre 1855; la seconde, M^lle R···, dont le nom paraît le 3 juin 1857, était toujours en fonctions le 28 juillet 1864. Elles n'é- taient pas logées à la crèche, ce que déplore vivement, en mai ou juin 1847, la directrice de Saint-Louis d'An- tin. Leurs gages sont un peu supérieurs à ceux des simples berceuses; ils s'élèvent en 1854 et 1855 à 10 fr. 50 c., 12 fr.; 12 fr. 50 c. par semaine, alors que ceux des autres ne sont, aux dates correspondantes, que de 8 fr. 75 c.; 9 fr. et 9 fr. 50. Quant au reste : uniforme, assiduité, tâche journalière, la surveillante n'avait aucun privilège. C'est tout à fait exceptionnel- lement que nous la voyons se consacrer à son rôle nor- mal et surveillant ce qui se passe (4 fois en 1854 ; 1 seule en 1855); d'habitude elle en est distraite par la nécessité de suppléer au manque de bras et se livre aux besognes les plus urgentes : balayer les salles; allumer le feu ; nettoyer le poêle ; laver la pouponnière et la vaisselle, etc., etc...

Les berceuses étaient revêtues, aux frais de la crèche, d'un uniforme dont nous trouvons la première indica-

tion le 8 décembre 1853. Il était composé d'une robe ;
d'un tablier, tantôt blanc ou à carreaux, tantôt en
toile cirée ; de manches blanches ou bleues ; d'un fichu
et d'un bonnet.

Autant que possible, chacune d'elles était affectée à
une salle et à un poste spéciaux. Mais des absences
très fréquentes motivées souvent par la maladie et la
fatigue (nous en rencontrons 8 de cette nature dans la
seule année 1855), désorganisaient le service et obli-
geaient à recourir, non sans dommages, à des rem-
plaçantes inexpérimentées (5 fois au cours de 1855).

Nous ne disons rien ici de leurs devoirs et de leurs
occupations, le chapitre suivant renseignant de façon
complète à cet égard et suppléant en quelque sorte au
règlement intérieur que nous n'avons pas retrouvé.

## Une journée à la crèche Saint-Gervais.

*6 heures du matin*. — En hiver aussi bien qu'en
été c'est le moment où les berceuses arrivent. Elles
refont les lits qui sont restés découverts et à l'air depuis
la veille au soir ; préparent et allument le poêle et le
fourneau dans les salles et la cuisine ; mettent les potages au feu, panade, soupe au lait, gruau, bouillon
gras ; font la tisane ; étendent les couches ; achèvent
le ménage ; et non sans être obligées encore de s'in-
terrompre parfois afin de recevoir les rares mères mati-
nales (6, 2, 4, 1) qui viennent avant 7 heures. Cela fait,
elles revêtent leur uniforme et prennent dans la cuisine
leur déjeuner.

*8 heures*. — A peine ont-elles eu le temps de le
terminer que déjà on leur apporte les enfants de plus
en plus nombreux. Parmi les 50 arrivants, chacune des
gardiennes reconnaît les siens, les prend, les débar-
rasse d'abord de leurs vêtements qu'elle place au ves-

tiaire; puis fait leur toilette, les habille, les console, si
possible; et finalement, selon l'âge, installe celui-ci
dans son berceau, celui-là dans son fauteuil, tandis
qu'elle laisse courir cet autre dans la salle destinée aux
jeux. Ces diverses opérations exigent une dizaine de
minutes par tête et, les mères affluant plus vite, les
arrivants s'accumulent : les uns, déposés sur des paillasses ou sur le couchoir mobile par les femmes pres-
sées de partir, crient en attendant leur tour; les nourrices allaitent leur bébé avant de le quitter; les autres
bavardent entre elles. Au milieu de cette presse, de
cette bousculade sans répit, les berceuses déploient
une activité fébrile : en voilà pour la matinée jusqu'au
déjeuner des enfants, et souvent bien au-delà; car on
prend les arrivants tant qu'ils viennent et beaucoup de
mères ne se pressent guère de les amener; à midi, i heure
et plus tard même il s'en présente encore. Cette tolérance
déplorable nuit grandement à la régularité du service.

*10 heures*, premier repas (1). — Salle Saint-Gervais,
une vingtaine de grands, assis en cercle dans la pouponnière, suivent d'un œil de convoitise la gardienne
qui, au centre, sur une chaise basse, leur distribue
« la becquée ». — Salle Saint-Stanislas, les moyens,
béats dans leurs fauteuils, se laissent plus passivement,
gaver de potage. Surveillante, berceuses, femme de
ménage, jusqu'à la lingère parfois, tout le personnel
féminin au grand complet est mobilisé à ce moment,
pour que le repas se fasse vite et que la soupe n'ait
pas le temps de refroidir trop.

Le déjeuner fini, débarbouillage général puis changement de décor : c'est aux cabinets que se concentre
l'intérêt. Sur un petit banc bas, percé de place en place

---

(1) Ce fut à dater de 1854 que les repas se firent aux heures
que nous adoptons comme type. Antérieurement ils eurent lieu à
9, 1 et 5 heures (1846-47); puis à 11,2 et 5 heures (1848-53).

au-dessus des vases de nuit, six bambins sont alignés,
une vraie brochette ; on les laisse là se recueillir quelques minutes dans l'espoir souvent exaucé, l'habitude
et le bon exemple aidant, de conjurer des accidents qui,
sans cette sage précaution, pourraient compromettre
bientôt la sécheresse des berceaux ; car immédiatement
après, vers 11 heures, on les met au lit pour la sieste.

Débarrassées de ceux-là qui s'endorment, les gardiennes ont alors à s'occuper des tout petits pour
donner les uns aux mères qui les viennent allaiter ;
pour faire prendre le biberon aux autres ; pour tous
ensuite les installer sur la terrasse. Dans ce but, on
dispose des paillasses à l'abri de la banne qui garantit
du soleil ; lorsqu'il fait froid, au contraire, on place aux
pieds des bouteilles d'eau chaude ; puis — « on apporte
les maillots au balcon » — afin de leur faire prendre
l'air à leur tour durant le sommeil des grands. Quand
parfois le temps, ne permet pas de mettre les enfants
au balcon, on range « les maillots sur les chaises près
les fenêtres à tour de rôle et on les couche deux par
deux quelques instants sur la fenêtre. » Par tous les
moyens possibles la crèche s'efforçait de fournir à ses
protégés l'air et le soleil qui, à cette époque et dans
ces vieux quartiers, manquaient tant à leur logement
familial.

*Midi.* — « L'angelus : les berceuses en prière ». A
travers ces tracas multiples, les berceuses déjeunent
quand et comme elles peuvent : tantôt vers midi, tantôt vers 1 heure ; tantôt l'une après l'autre, tantôt deux
à la fois, tantôt, assez rarement, toutes ensemble.

*1 heure.* — Et déjà les grands commencent à s'agi-
ter, ils se réveillent. Nouvelles occupations, les lever,
les remettre en brochette aux cabinets ; faire leur toilette ; cependant que les maillots sont réintégrés dans
les lits et leurs paillasses retirées du balcon.

*1 heure 30.* — Une fois la salle Saint-Gervais débarrassée, on procède au second repas : potage pour les moyens rétablis dans leurs chaises curules ; joyeuse et bruyante distribution de tartines pour les grands. La tartine se grignote tout en jouant ; un verre de boisson lui succède. Graissées de beurre ou poissées de confitures après cela, menottes et babines ont bien gagné un nouveau débarbouillage qu'on leur dispense sans marchander.

Désormais jusqu'au dîner ils vont courir et jouer entre eux. Néanmoins c'est loin d'être une sinécure que de garder 20 garnements de cet âge. Un qui tombe : vite on le redresse. Un qui pleure ; on le console. Deux qui se battent, on les sépare. Un attroupement crie et se bouscule : on les apaise. Celui-là, malpropre ou malade, s'épanche sur le parquet : d'urgence on lave plancher et délinquant.

A Saint-Stanislas les occupations diffèrent : maillots à changer et à tenir propres ; biberons à préparer et à faire prendre ; cris à calmer, ceux des nouveaux surtout qui ne sont pas pliés encore aux habitudes de la crèche et qui sont très nombreux, nous l'avons vu (entrées et sorties). C'est en outre de ce côté, au cours de la journée entière, un défilé ininterrompu de mères qui viennent allaiter et, en l'absence d'une pièce spéciale à ce consacrée, donnent le sein dans la salle même. Généralement « elles observent le silence pour ne pas réveiller ceux qui reposent » ; mais il est bon d'y veiller et d'y veiller constamment, car constamment aussi il y en a de présentes. Que vous veniez à 10 heures, 11 heures, midi, 1, 2, 3, 4, ou 5 heures ; vous en trouverez plus ou moins. C'est entre 11 et 1 heure qu'elles sont surtout nombreuses : 3, 4, 5 ou 6 sont alors installées à la fois à Saint-Stanislas encombrant la place et gênant le service.

Tels sont les soins variés auxquels vaquent les berceuses jusqu'à 5 heures du soir. Songez quelles dépen-

ses de forces, d'activité, de gaîté, de patience ils repré-
sentent.

Si d'ailleurs, par hasard, quelqu'une d'entre elles dispose d'un instant de loisir, d'autres besognes ne manquent jamais. Il reste plus d'un travail de couture à
faire ; plus d'un malade à soigner ; plus d'un chande-
lier et d'une lampe à fourbir et du linge à blanchir,
et des rideaux de lits à changer, et des paillasses à rem-
plir et des courses ou provisions à aller faire au dehors.
Quant aux lavages, on n'a que l'embarras du choix :
salles, carreaux, pouponnière, chaises, bancs, tables,
cabinet, balcon, vestiaire, cuisine, casserolles, vaisselle,
éponges, vases de nuit. L'énumération encore n'est-
elle certainement pas complète.

*5 heures du soir :* 3ᵉ et dernier repas. — Même
cérémonial qu'à 10 heures du matin ; le potage seulement diffère et le bouillon gras remplace la panade ou
la soupe au lait. Ensuite, réédition de la tournée aux
cabinets, prière entre 5 heures et demie et 6 heures ;
puis toilette en vue des départs qui s'échelonnent de
5 heures 3o à 8 heures du soir.

Les enfants rendus à leur famille, le personnel n'en
est pas quitte encore : il lui faut, après avoir dépouillé
son uniforme, faire le ménage pour la nuit, c'est-à-
dire défaire complètement les lits, en mettre à l'air
toute la garniture ; ouvrir les fenêtres ; étendre couches
et paillasses pour les laisser sécher.

Cette fois c'est bien fini ; les berceuses sont libres
enfin, exceptionnellement à 7 heures et demie, plus
souvent à 9 heures du soir et vont prendre chacune
chez soi un souper et un repos bien gagnés après un
aussi rude labeur qui recommencera le lendemain.

# IV. — Gestion médicale

## Service médical.

Pas plus que les dames inspectrices, les médecins ne se firent remarquer par leur régularité et leur persévérance.

Le D$^r$ V***, l'organisateur de la crèche, se charge tout d'abord du service, dont il est seul titulaire du 12 mai 1846 au 30 janvier 1850. Au début il se prodigue, vient 6 fois en mai; 18 en juin; 22 en juillet; 18 en août. Septembre trahit déjà quelque lassitude : 11 visites seulement dans le mois. Après, c'est la débâcle ; 9 en octobre ; 4 en novembre ; 1 en décembre ; et la débâcle définitive, car l'inspection médicale, encore bimensuelle à peu près au cours de 1847 et de 1848, n'est plus que mensuelle, à peine, durant 1849.

En 1850 enfin le D$^r$ V*** se récuse et est remplacé par le D$^r$ M***, qui entre en fonctions le 30 janvier. Celui-ci se montre exactement deux fois par mois jusqu'au 29 juillet suivant; puis, rebuté à son tour, cède la place au D$^r$ A*** D***, qui va rester dix années entières à son poste.

Pendant près de quatre ans et demi, ce dernier fait d'abord, rue Geoffroy-l'Asnier, une tournée hebdomadaire, ou peu s'en faut. Tout à coup le 1$^{er}$ novembre 1854, voilà que son assiduité redouble; quelle peut être la cause de cette suractivité soudaine ?

Jusque-là, le concours apporté par le médecin à la crèche était purement bénévole : aucune pièce comptable antérieure — et nous en avons sous les yeux de détaillées concernant 1848, 1849. 1850 — ne mentionne d'allocation à son profit. Dans le relevé concernant l'exercice 1858, figure au contraire cette ligne :

— « Honoraires du médecin — 300 fr. »

Bien que nous n'ayons pas l'état des dépenses effectuées pendant les 3 années précédentes et n'y puissions, par conséquent, puiser la preuve positive de notre déduction, il paraît légitime de croire que la brusque multiplication des visites correspond à l'époque où fut admis le principe de la rétribution, principe qui impliquait logiquement des obligations corrélatives plus étroites à la charge du bénéficiaire. Quoi qu'il en soit, voici le modus vivendi qui entre en vigueur le 1ᵉʳ novembre 1854 ; nous en retrouvons le détail dans le registre médical et dans ceux de sinspectrices relatifs aux années 1854 et 1855. La crèche devait être visitée par le médecin les lundis, mercredis, vendredis, à midi. En fait les inexactitudes étaient des plus fréquentes. Ce n'en fut pas moins un progrès sensible ; car le nombre annuel des visites médicales, qui était de 40 à 50 auparavant, s'éleva et se maintint, de 1855 à 1860, entre 90 et 120. Malheureusement ce régime ne put durer au delà de 1860, pour des motifs purement budgétaires. M. Eugène Marbeau, dans une inspection qu'il fait rue Geoffroy-l'Asnier, note le 5 novembre 1861 : « Pas de médecin attitré. Quand un enfant est malade, on envoie chercher un médecin qui est charitable et vient gratuitement quand on le demande, mais dont on craint d'abuser et qui ne fait pas de visites régulières. » Le 21 mars 1862 la situation est la même et la Société des crèches, on le constate dans ses procès-verbaux, se préoccupe de chercher un médecin pour Saint-Gervais qui n'en a toujours pas. En revanche le rapport imprimé sur l'exercice 1864 signale au contraire que « le service médical vient de s'enrichir de deux nouveaux médecins qui compléteront, tout en l'allégeant, la tâche

commune » (1); d'où nous devons nécessairement infé-
rer qu'alors trois confrères au moins, sinon davantage,
se partageaient le service. Faute d'un seul, on se
résignait à en prendre plusieurs.

Saint-Gervais avait ainsi parachevé le cycle complet
des tâtonnements et essayé tour à tour du médecin bénévole, du médecin rétribué, des médecins associés.
Le premier n'avait pas le zèle assez tenace; le second
émargeait au budget ; que firent les derniers ? Nous
l'ignorons, n'ayant aucun document qui nous renseigne ; et, si nous connaissons les inconvénients de cette
combinaison aujourd'hui très répandue, c'est pour l'a-
voir vue faire ses preuves ailleurs.

Nous n'ajoutons rien ici sur la façon dont fut com-
prise et s'exerça l'action médicale : ce point sera plei-
nement éclairci par les détails relatifs à l'Hygiène et à
la Morbidité.

### Antécédents sanitaires de la clientèle.

Avant d'en aborder l'étude, nous avons préalable-
ment à parler de la clientèle de Saint-Gervais et de son
état de santé. L'énumération qui a été faite des rues et
quartiers où s'opérait son recrutement ne laisse déjà
rien pressentir de bon à cet égard. La réalité dépasse
encore ce qu'on pouvait craindre, et, dès le lendemain
de l'ouverture de la crèche, le 13 mai 1846, le Dr V***
manifeste ainsi sa déception : « Les enfants de ce
quartier exigent plus que ceux des grands quartiers
des soins et des attentions. Un grand nombre sont
dans un état d'étisie, de maladie, de misère qui exige
de la part des surveillantes une étude particulière.
C'est en concentrant les enfants dans un même local

---

(1) *Loc. cit.*, page 5.

qu'on s'aperçoit surtout de la misère d'un arrondissement. »

Et, de fait, Saint-Gervais recevant tous indistinctement à portes ouvertes, c'est une majorité de véritables malades qui entrent dans les premiers temps. Le registre médical en juin 1846 (époque où il commence à être rédigé sous forme de journal) ne comporte absolument que des prescriptions thérapeutiques :

Infusion de quatre fleurs ; tisane pectorale ; looch blanc ; gargarisme de miel rosat ;

Frictions sur les reins avec l'eau vulnéraire ;

Collyre d'acétate de plomb ; lotion des yeux soit à l'eau de roses, soit avec un mélange d'eau de roses et de laitue ;

Enfin et surtout l'arsenal complet des remèdes capables de lutter contre les entérites et des dyspepsies : eau gommée simple ou édulcorée avec du sirop d'éther ; eau de riz gommée ; lavements divers à l'eau de son, à l'amidon ou à la décoction de racines de guimauve ; sur l'abdomen cataplasme ou frictions avec l'huile de camomille camphrée.

C'est bien la population lamentable d'athrophiques, de strumeux, de rachitiques qu'on retrouve sur place à peu près telle quelle encore à présent : visages de vieux grimaçant et ratatiné ; yeux rouges clignotants et chassieux ; ventres de batracien gros de diarrhées fétides. Plus de peines que de satisfactions attendent à coup sûr le médecin, les inspectrices, le personnel dévoués au soulagement de ces maux ; et, si médiocre que soit leur succès, on ne leur en pourra consciencieusement tenir rigueur.

## Hygiène.

En décrivant le fonctionnement journalier, nous avons dit qu'on aérait systématiquement locaux et literie pendant les heures de fermeture diurne et nocturne. Non content de cette précaution, on ouvrait le plus possible les fenêtres dans le courant de la journée, même en plein hiver. « Il est important que les berceuses.... renouvellent souvent l'air des salles », recommande le docteur, le 13 mai 1846 ; et les dames inspectrices, de leur côté, veillent attentivement à l'exécution de cette prescription d'autant mieux justifiée que les vases de nuit, les couches sales sont une source permanente d'émanations infectes auxquelles s'associent à l'occasion les vapeurs du linge et des paillasses qui sèchent, les odeurs de fonte, de fumée, de cuisine dégagées directement par le poêle ou par la nourriture que l'on y met chauffer. Sur le conseil d'un visiteur, on installe en outre un petit ventilateur qui fonctionne en 1853 et 1855 ; se détraque et a besoin de réparations en 1859 ; puis n'est plus utilisé en 1861. Le ventilateur est du reste un des compléments usuels de la crèche à cette époque et les anciennes éditions du manuel de Firmin Marbeau ne manquent pas d'en recommander l'usage.

La température des salles est également une préoccupation constante. L'orientation exclusive de la crèche au midi l'exposait sans défense aux ardeurs du soleil d'été ; les 25 et 27 juillet 1854, le thermomètre y marque 29° centigrades de 11 heures à 1 heure. En hiver, c'était le poêle qui ne fonctionnait pas toujours à souhait : le 18 octobre 1852, à 9 heures du matin, il n'y a que 8 degrés ; les 29 décembre 1853, à midi et demie, 14 et 19 décembre 1855 à 11 heures 30 et 11 heures 45, il n'y en a que 9°. On s'efforçait tant bien que mal d'obtenir, et l'on obtenait le plus souvent, environ 15° qu'on considérait comme moyenne normale. Le 10 février 1848, à 5 heures du soir, le thermomètre accusant 17° 5, une inspectrice fait cette observation : « trop de chaleur. » Quand la journée s'avançait on s'appliquait réglementairement en effet à laisser tomber la température afin d'épargner aux enfants une transition exagérée au moment de leur sortie.

Dans le même but on leur prêtait des manteaux pour les envelopper au départ. « L'hiver, il est bien nécessaire de prêter le soir aux enfants des capuchons ou des petites couvertures pour les mettre à l'abri pendant le trajet » conseille Firmin Marbeau le 22 octobre 1847. « Il serait nécessaire de reprendre l'emploi des capuchons pour la sortie des enfants », dit de son côté le médecin de la crèche le 31 octobre 1855. Dès le début on avait remarqué la fréquence des affections broncho-pulmonaires a frigore et on s'efforçait d'atténuer les risques de refroidissement au cours des allées et retours quotidiens. Quelques visiteurs même demandaient davantage pour éviter ce danger. Ils auraient voulu que la crèche gardât jour et nuit ses petits protégés, c'est-à-dire devînt une maison de sevrage. Cette question, soulevée, on le voit, dès l'origine (1846-1847), demeure toujours ouverte ; on la reprend de temps en temps, on projette d'organiser la crèche de nuit : aucune tentative jusqu'à présent ne paraît avoir abouti.

N'ayant rien à ajouter concernant l'habillement des enfants, nous passons aux soins personnels dont ils étaient l'objet. Nous avons indiqué qu'au point de vue propreté rien en apparence n'était négligé : toilettes à l'arrivée, au départ, au réveil, après chaque repas ; entre temps même toutes les fois que le besoin s'en faisait sentir (*Une journée à la crèche*). On ne saurait demander davantage. Pourtant ce qui jette une ombre sur le tableau, c'est que les toilettes se faisaient avec des éponges banales au moins jusqu'en 1848. Cette année-là, en janvier, le médecin inspecteur de la Société des crèches du département de la Seine suggère l'idée suivante : « Mon confrère ne trouverait-il pas convenable de faire affecter une épouge particulière à chaque enfant ? » Si injurieux qu'il soit pour le confrère de conserver le moindre doute sur son opinion à ce sujet, aucun fait précis ne nous permet de soupçonner le sort qu'eut cette proposition urgente.

En présence d'une autre mesure soulevant de bien pires difficultés, Saint-Gervais ne se montra point rebelle au progrès. Le 6 juin 1846, le médecin avait demandé : « Dans l'état actuel de la température, il est indispensable de soumettre les enfants à l'influence des bains. » Lui donna-t-on dès lors satisfaction ? Nous ne le savons pas. Mais, neuf ans plus tard, le 4 juin 1855, le docteur revenant à la charge : « Il serait à désirer que les enfants pussent prendre quelques bains » ; nous lisons peu après au registre des inspectrices :

27 juin 1855, 4 h. 45. — Un enfant dans le bain. Trois autres ont eu les mêmes soins.

6 juillet 1855, 4 h. — Plusieurs enfants couchés venant de prendre des bains.

Cette tentative ne fut sans doute pas poursuivie ; rien du moins ne nous le prouve ; elle n'en est pas moins méritoire. Que de crèches aujourd'hui disposant et d'eau et de moyens faciles de chauffage ne jugent pas à propos d'utiliser ces précieuses ressources dont Saint-Gervais était radicalement dépourvue.

L'alimentation des enfants, des nourrissons surtout, est un problème particulièrement délicat dans le milieu qui nous occupe où, plus que partout ailleurs, on doit craindre le sevrage prématuré. Malheureusement les médecins de Saint-Gervais négligent d'en consigner les détails dans leur registre-journal. Nous sommes donc dans l'impossibilité d'en donner une étude complète et devons nous borner aux bribes suivantes que nous avons pu glaner.

Pour ce qui regarde l'allaitement maternel, de nombreuses preuves établissent que son importance capitale était reconnue. Nous avons vu déjà (*Une journée à la crèche*) qu'on accordait aux mères toute latitude pour venir donner le sein. Administrateurs, médecins, dames inspectrices manifestent en outre leur sollicitude à cet égard de la façon la plus évidente. « Le 12 juin 1846, à 4 heures, le silence le plus profond régnait dans la crèche ; presque tous les enfants étaient endormis et j'ai remarqué avec plaisir que plusieurs mères allaitaient, » écrit un membre du comité. Au registre médical, six notes, 1 de 1850, 4 de 1851, 1 de 1855, témoignent que le docteur suivait les progrès des nourrissons et les défaillances fréquentes de la lactation chez les mères. Les dames enfin signalent exactement le nombre de nourrices occupées à donner le sein lors de leurs visites (voir : *Une journée à la crèche*) ; et leur présidente laisse un jour au médecin la lettre suivante que nous retrouvons encartée dans le registre VI (1854) : « Il serait bien à désirer que l'enfant n° 15, salle Saint-Stanislas, fût allaité deux fois par jour (il a un mois). La mère se refuse à venir bien qu'elle ne travaille pas loin. Si elle se trouve à la crèche au moment de votre visite, veuillez l'y engager parce que nous ne pouvons espérer réussir à l'élever, cet enfant ne recevant le sein qu'une fois en 12 heures. »

Quant à l'alimentation artificielle des enfants du premier âge, voici les maigres détails que nous avons relevés. Ceux d'abord concernant le lait et sa qualité : « Le lait est léger. On fera des observations, » remarque le 16 mars 1855 la présidente du comité des dames. « Faire attention au lait », recommande-t-elle encore le 28 février 1858. De son côté, un visiteur, le Dʳ Henry B*****, conseille « l'addition d'un peu de bicarbonate de soude » pour en assurer la conservation. Après l'éruption des premières dents on commençait les bouillies : « Les potages au lait sont parfaitement indiqués pour les maillots ayant déjà des dents, » dit le docteur le 7 mars 1854. On employait aussi, couramment, semble-t-il, l'eau panée.

Plus tard les repas étaient réglés comme nous l'avons indiqué (*Une journée à la crèche*). Ils se composaient soit de potages au lait : bouillie, semoule, gruau au riz ; soit de bouillon gras ; soit de panade ou autre soupe maigre. Enfin un renseignement intéressant quoique négatif nous est donné par une inspectrice, le 16 juin 1855 : « Les mères qui ont apporté des fruits sont priées de les remporter. Nous défendons expressément qu'il en entre ici. »

En l'absence des notions modernes de contagiosité, d'antisepsie et d'asepsie, la prophylaxie des affections transmissibles préoccupait alors assez médiocrement le médecin. Nous avons dit (*conditions d'admission*) qu'on recevait les enfants sans exiger leur vaccination ; qu'avant 1848 les nouveaux étaient admis sans examen sanitaire ; qu'ultérieurement il en fut bien institué un, mais pratiqué quand il n'en était plus temps, le sujet se trouvant dès auparavant incorporé à l'effectif. Comme preuves de la même insouciance nous rappellerons encore la communauté des éponges et les promiscuités du lit de camp, du couchoir mobile (*mobilier*), des paillasses (*Une journée à la crèche*). Si l'on en juge avec nos idées actuelles, l'existence d'une infirmerie (*locaux et aménagement*) est aussi une étrange aberration. Notre chambre d'isolement aujourd'hui sert à reléguer le malade pendant les quelques heures qui séparent de son expulsion. L'infirmerie, au contraire, son nom l'indique et nombre de détails le confirment, permettait de le soigner sans le rendre à sa mère. « L'enfant L*** devra être séquestré à l'infirmerie jusqu'à la guérison de ses yeux », recommande le médecin, le 19 avril 1854. Elle était, sinon constamment au moins très fréquemment, utilisée dans des conditions analogues. Nous y voyons figurer :

4 occupants le 23 octobre 1854 ;<br>
1 — 23 novembre — ;<br>
2 — 7 décembre — ;<br>
3 8 juin 1855 ;<br>
plusieurs — 10 avril 1857 ;<br>
— — 26 — — ;<br>
— — 1er mai — ;<br>
2 — du 4 au 9 mai — ;<br>
3 — 11 au 16 — — ;<br>
plusieurs — le 27 mai — ;<br>
— — 29 — — ;<br>
2 — du 20 au 25 juin 1859.

Nécessairement, en l'absence de toute précaution contre la diffusion des germes pathogénes, cette salle servait efficacement à perpétuer les épidémies intérieures. Une note émanant d'une inspectrice (7 juillet 1849) et ainsi conçue : « Deux enfants ont la coqueluche. Il serait peut-être urgent de les laisser chez leurs parents, la contagion étant à redouter » ; en dit long enfin sur la mollesse qu'apportait le médecin soit à dépister, soit plutôt à exclure les malades dangereux. Insuffisamment averti des moyens et chances d'infection, il était trop persuadé que la crèche est toujours indispensable à la mère, toujours utile à l'enfant : d'où ses hésitations, ses atermoiements avant de se résoudre à en interdire l'accès.

## Morbidité.

Pareil ensemble de conditions se trouvant réuni, la morbidité était considérable, c'était fatal.

*Mai 1846.* — « Le mois de mai a été assez calme : quelques diarrhées symptomatiques de la dentition ; de légères bronchites ; des éruptions cutanées lichénoïdes. Le régime a été favorable pour quelques enfants dont

la constitution s'est sensiblement améliorée... Je n'a-
renvoyé que L.... Joséphine-Adélaïde qui avait une
diarrhée chronique tellement abondante qu'elle trans-
perça tout un lit et répandait une odeur fétide qui
pouvait devenir nuisible à la santé des autres enfants.
Huit jours après, sous l'influence d'un traitement régulier, cette petite fille cessa d'avoir la diarrhée et je lui
permis de rentrer à la crèche.

V....... d. m. p.

Malgré sa forme vague et ses conclusions d'un opti-
misme voulu, cette note n'en dresse pas moins, pour
le premier mois d'ouverture, un bilan pathologique
assez chargé puisqu'il ne concerne que 16 journées
d'exercice et 30 enfants fournissant ensemble un total
de 268 présences.

*Juin 1846.* — Durant le mois suivant, nous relevons
au registre médical : 5 bronchites ; 6 ophtalmies dont
4 purulentes ; 16 diarrhées ; plus une épidémie d'entérite ayant atteint 6 enfants du 10 au 24.

Pour *juillet*, le D<sup>r</sup> V... résume ses impressions
dans les termes suivants : — « Le mois de juillet, malgré l'extrême élévation de la température, n'a pas été
défavorable aux enfants de la crèche. La plupart
étaient bien portants sauf quelques exceptions. La maladie qui s'est montrée le plus fréquemment était cons-
tituée par une éruption aphteuse qui s'est dissipée
facilement sous l'influence de quelques soins hygiéni-
ques et thérapeutiques ». Le registre-journal mentionne en effet 6 cas de stomatite aphteuse survenus du
9 au 15, auxquels il permet d'ajouter : 2 bronchites et
et 5 « toux » ; 3 ophtalmies dont 1 purulente ; 21 diarrhées.

En *août* il n'est mentionné que 2 ophtalmies purulentes le 8 ; mais le médecin, sans en spécifier la cause,
se voit contraint d'exclure 6 enfants : 3 le 13 et autant
le 19.

*Septembre* compte 1 bronchite le 5 ; 2 diarrhées les 18 et 21 ; et, le 21 également, un renvoi non motivé, mais sur ordre du médecin.

En *octobre*, nous ne trouvons signalées que : 1 bronchite le 21 et 2 blépharites le 22. Malheureusement cet allégement progressif de la statistique ne traduit pas une amélioration parallèle de l'état sanitaire ; elle tient moins à la diminution réelle du nombre des maladies qu'à la lassitude de l'observateur qui renonce à les venir constater (voir *Service médical*). Le fait est si vrai que ce n'est même plus lui qui nous dénonce une épidémie meurtrière ayant sévi en *décembre* de la même année : — « Je trouve la crèche bien vide ; je m'informe, c'est la mort qui a éclairci les rangs, » — dit un visiteur le 30 de ce mois.

Désormais nous serons fort capricieusement renseignés. Ainsi pour *l'année 1847* tout entière, on ne nous parle que de 5 ophtalmies dont 2 purulentes et d'une coqueluche. Le reste apparemment ne vaut pas la peine d'être compté ; ce sont : « quelques blépharites légères » le 29 avril ; « quelques ophtalmies catarrhales qui tiennent à la constitution saisonnière » le 6 mai ; « quelques maux d'yeux » le 29 juin ; « quelques diarrhées dentaires » en avril. Tout cela cité négligemment et n'importe où. Il n'y a même plus de registre médical.

En *1848*, un renvoi pour cause de suspicion de rougeole le 23 mars et quelques ophtalmies dont 2 purulentes entre les 24 novembre et 2 décembre ; c'est tout.

En *1849*, 4 coqueluches, 2 le 25 mai, 2 le 7 juillet ; 1 conjonctivite palpébrale légère et quelques dévoiements en mai. Ce n'est guère encore.

*1850*. Cette année-là deux médecins nouveaux entrent successivement en fonctions (voir : *Service Médical*) ; leur ardeur de néophytes nous vaut une documentation moins misérable : bronchites nombreuses en octobre, novembre et décembre ; — 3 coqueluches les 18, 25 septembre et 12 octobre ; — une ophtalmie purulente reconnue le 29 septembre, est le point de départ d'une épidémie qui est signalée le 2 octobre et se prolonge une douzaine de jours ; — 2 diarrhées en septembre et octobre ; — 1 cas de rougeole, survenu le 17 mars, occasionne une épidémie qui dépeuple la la crèche jusqu'au 7 avril suivant. — 1 enfant est atteint de muguet ; — 1 de rachitisme ; — 3 enfin sortent atteints d'affections indéterminées en octobre et novembre.

*1851. Janvier :* en dépit d'un « état sanitaire assez bon relativement à la saison », 5 enfants partent malades du 17 au 25. *Février :* Une épidémie d'ophtalmies débute le 14 et est dans son plein le 18 ; 2 bronchites les 18 et 22 ; le 28 enfin beaucoup d'affections intestinales légères occasionnées par les dernières chaleurs. *Mars :* 4 ophtalmies sont reconnues le 28 ; elles se propagent durant tout le mois suivant et il en reste encore 2 cas en voie de guérison le 1er mai. En *mai*, il se déclare « plusieurs cas d'entérite subaiguë occasionnés par l'évolution dentaire » ; quelques-uns de scarlatine ; en même temps qu'éclate le 22 une rougeole épidémique qui se prolonge jusqu'au 12 juin. En *juin* les ophtalmies reparaissent le 21 et se disséminent jusqu'au 17 *juillet.* En *août* on note seulement 1 coqueluche et 1 otite suppurée. Après « quelques diarrhées occasionnées par l'évolution dentaire », *septembre* voit survenir le 25 une nouvelle poussée d'ophtalmies légères qui sévit principalement sur les nouveaux admis et n'a pas encore complètement disparu le 10 *octobre.* A partir du 15 de ce même mois, les bronchites accaparent la scène jusqu'à la fin de l'année. En *décembre :* 1 coqueluche, 1 conjonctivite et 1 entérite légère s'y viennent ajouter.

Ces exemples donnent une idée approximative du

nombre de malades qu'on voyait à Saint-Gervais, la morbidité jusque-là étant relevée, sinon très minutieusement jour par jour, du moins sans trop d'arrière-pensée ni de calcul. Dans la suite il n'en est plus de même ; toute précision disparaît devant la préoccupation unique et flagrante de ne point fournir d'armes contre la crèche et de mettre toujours et avant tout sa responsabilité hors de cause. C'est ainsi qu'on signale, sans en spécifier la nature, de nombreux et trop fréquents troubles rattachés à l'évolution dentaire. Ailleurs des rédactions vagues, telles que :

— Les maladies éruptives deviennent de plus en plus rares, à la date du 11 décembre 1852 ;

— Plusieurs maladies éruptives, le 22 janvier 1853 ;

— Beaucoup de malades le 9 janvier 1854 ;

— Santé passable, le 24 février 1855.

Certaines affirmations sont plus nettement tendancieuses :

— Bon état sanitaire eu égard à la saison actuelle, lit-on le 14 janvier 1852 ;

Assez bon état sanitaire pour la température excessive que nous subissons (6 juillet 1852) ;

— Beaucoup d'indispositions occasionnées par l'influence générale de la température actuelle (15 février 1853) ;

— La santé se maintient encore assez bonne malgré la saison défavorable (7 juin 1853) ;

— Pas de maladies graves (20 juillet 1853) ;

— Indispositions occasionnées par la température élevée (12 août 1853 ; etc., etc).

Le double tort de semblables formules est de ne rien dire de positif d'abord ; puis d'ouvrir derrière elles le champ à tous les soupçons.

Nous gardant de nous égarer sur cette piste, nous nous en tiendrons strictement à la lettre des documents qui nous guident et voici les quelques faits précis qu'il

nous est possible d'en extraire encore avant le 25 juin
1860, date à laquelle se termine le dernier registre médical que nous ayons retrouvé.

Les *ophtalmies* continuent avec une fréquence excessive : elles règnent en : février, mars, avril, août, décembre 1852 ; — janvier, février, mai, août, novembre
1853 ; — mai, juin, septembre, novembre, décembre
1854 ; — février, mars, mai, juin, juillet, septembre,
octobre 1855 ; — avril, mai, septembre 1856 ; — avril
mai 1857 ; — mai 1860.

Les *affections gastro-intestinales*, entérites, dysenterie, diarrhées ne sont pas rares : avril 1852 ; — janvier, février, avril, mai, juillet, août, décembre 1854 ;
— janvier, juin, octobre, novembre 1855.

Les maladies des voies aériennes, *bronchites* et
*pneumonies*, reviennent périodiquement avec la saison
froide : octobre 1852 ; — septembre 1853 ; — décembre 1854 ; — janvier, février 1855 ; — janvier, mai
1860.

La *rougeole* fait ponctuellement sa visite annuelle
ou même bisannuelle : juin 1852 ; — février 1853 ; —
octobre, novembre, décembre 1854 ; — mai, octobre
1855 ; — mars, mai, septembre 1856 ; — mars 1857 ;
— novembre 1858.

La *varioloïde* enfin (c'est de la varicelle vraisemblablement qu'il s'agit) manifeste un penchant à réapparaître surtout l'hiver : décembre 1852 ; — décembre
1853 ; — décembre 1855 ; — janvier 1856.

Si maintenant on a la curiosité de comparer cette
morbidité, autant du moins que son imprécision le
permet, à celles de quelques crèches parisiennes
actuelles (1), on reste surtout frappé de leurs simili-

(1) Crèche Sainte-Philomène. — Rapports annuels 1890-1909
— 20 broch. in-8°, Paris, Jouaust.
— Crèche Bonne-Nouvelle. — Rapports médicaux sur les exercices 1894, 1895, 1904, 1905 — 4 broch. in-8°. — Paris, Jouaust.

tudes : mêmes maladies courantes ; même régularité fatale dans le retour des épidémies ; même abondance de malades. Seules les ophthalmies paraissent avoir diminué de fréquence.

## Mortalité.

La mortalité qui frappa la population de Saint-Gervais nous est fort incomplétement connue. N'en pouvant donc espérer aucun enseignement valable, c'est par acquit de conscience que nous consignons brièvement ici ce que nous avons pu recueillir à ce sujet dans les registres d'entrée et de sortie.

Nous y trouvons mentionnés 225 décès dont les causes ne sont point indiquées. Par exception nous en voyons : 4 attribués à des convulsions ; 1, à la méningite ; 1, à une rougeole compliquée ; 1, au croup.

210 fois seulement on nous renseigne sur l'âge auquel ils se sont produits : 93 au cours de la première année ; 89 au cours de la seconde ; 24 dans la troisième ; 4 dans la quatrième.

116 d'entre eux survinrent dans les dix jours qui suivirent la sortie ; les autres plus tardivement, après que l'enfant eut quitté la crèche.

— Dr Ganchas — » ans de fonctionnement d'une crèche — *Revue d'Hygiène* 1897.

— Dr E. Beluze — Une crèche à Paris (1890-1897). — *Annales d'Hygiène publique et de médecine légale* — Mars 1898.

— Petite crèche de la rue Gauthey. — Rapport général pour les années 1897, 1898, 1899 — broch. in-8°, 20 pages — Paris, Chaix, 1900.

— Dr E. Beluze — La rougeole à la crèche — *Revue d'Hygiène* — Mars 1900.

— Dr E. Beluze — Essai sur la valeur d'hygiène de la crèche — *Gazette des Hôpitaux*, 1er septembre 1900 — pages 1108 à 1110.

— Crèche municipale du Ier arrondissement — Rapports annuels 1901, 1902 — » broch. Paris.

— Crèche municipale du IIIe arrondissement. — Exercice 1901 — broch. in-8 — 49 pages.

— Dr H. Bauquet — Prophylaxie des maladies contagieuses dans les crèches — *Bulletin général de thérapeutique*, 23 et 30 mars 1909.

# Conclusions.

1°

Tels que nous venons de les reconstituer, l'installation et le mode de fonctionnement de Saint-Gervais font certes triste figure à côté du décret et de l'arrêté ministériel de 1897 qui régissent présentement la crèche ; ils sont piètres aussi en comparaison du règlement que chacune de ces fondations commence aujourd'hui par s'octroyer, toute autre affaire cessante. Si au contraire nous considérons non plus ce qui s'imprime, mais ce qui se passe sous nos yeux, force sera bien d'avouer qu'entre 1846 et 1910 la différence est minime en somme et que les progrès passés dans les usages durant cet intervalle de 64 ans ne sont vraiment pas très appréciables ; mieux que nos devanciers nous savons ce qu'il conviendrait de faire, seulement nous ne le faisons pas. La plupart des locaux que nous utilisons ne valent même pas ceux de la rue Geoffroy-l'Asnier ; l'ameublement a conservé toutes ses tares originelles. L'âge des enfants est plus rigoureusement limité, c'est vrai. En revanche, les administrateurs sont toujours aussi peu curieux des détails, capitaux pourtant, de la marche journalière et considèrent plutôt le nombre apparent que la qualité réelle des services rendus. Les dames inspectrices, elles, ont changé de titre ; elles s'appellent maintenant : dames patronesses, ce qui sied mieux, en vérité, attendu qu'elles n'inspectent point et renoncent particulièrement à toute démarche directe au domicile familial, c'est-à-dire à toute enquête susceptible d'assurer le recrute-

ment normal de la clientèle et d'en éliminer de suite
quantité d'intrus pour qui la crèche n'est pas faite et
ne peut rien.

C'est sous le rapport de l'hygiène qu'elle devrait
avoir gagné surtout : augmentation du nombre des berceuses ; visite médicale quotidienne ; examen sanitaire des entrants ; élimination précoce de tout malade
suspect ; propreté chirurgicale de l'outillage et du personnel ; puériculture enfin qui a tant fait pour l'alimentation artificielle des nourrissons. Plus ou moins
complètement, nous le reconnaissons volontiers, toutes
ces notions récentes ont enrichi le texte de nos pro-
grammes. Elles en sont par malheur demeurées là ;
tout encore reste à faire pour qu'elles s'implantent
dans la pratique courante ; et, en attendant, l'action
du médecin demeure purement illusoire, l'autorité
effective se concentrant entre les mains de la directrice (1) au profit de laquelle chacun, membre du
comité, dame patronesse ou docteur, se décharge
trop volontiers, par lassitude ou laisser-aller, de ses
responsabilités comme des initiatives qu'elles compor-
tent.

2°

L'histoire de St-Gervais projette en outre quelque
lumière sur les causes qui ont entravé, plusieurs années durant, l'essor de l'institution créée par Firmin
Marbeau. Au 6 juin 1852, celle-ci comptait, dans le
seul département de la Seine, 25 établissements en activité. Or, au 1er juillet 1859, il n'en restait plus que 18 ;
7 avaient disparu (2) : voilà un mouvement régres-

(1) C'est l'ancienne surveillante dont les attributions se sont
accrues aux dépens de celles des dames inspectrices. — « Tout
repose sur la directrice », — disait M. Eugène Marbeau en 1861.
Le mot reste aussi juste que jamais.
(1) *Bulletin des Crèches*, Juillet 1896, pages 68 à 70.

sif franchement accusé. On l'imputait uniquement jusqu'ici au mauvais vouloir de l'Assistance publique dont, par deux fois (1849, 1853), le Conseil de surveillance avait dressé de virulents réquisitoires contre la société des crèches. Manifestement, ces factums administratifs étaient conçus et rédigés dans un esprit de dénigrement acharné ; mais, plus leurs exagérations étaient patentes, moins il est admissible qu'ils aient suffi à retourner subitement et bout pour bout l'opinion générale qui s'était spontanément et sans ambages affirmée sympathique à l'œuvre naissante. Pour qu'une graine de qualité si inférieure ait aussi vite fructifié il fallait qu'elle tombât en terrain singulièrement propice et il nous semble bien apercevoir deux des facteurs concourant à cette incroyable fertilité.

Ce sont d'abord les conditions même du fonctionnement de la crèche : tous les jours, indéfiniment, dames inspectrices et médecin doivent sans défaillance payer de leur personne. C'est exiger beaucoup, on ne saurait se le dissimuler, car nous avons vu avec quelle rapidité s'évanouit le zèle de la première heure jusque chez les plus convaincus. Rares toujours sont les gens d'action persévérante ; c'est presqu'introuvables qu'ils deviennent si les résultats obtenus restent trop au-dessous de l'effort exigé (voir : Assiduité ; antécédents sanitaires de la clientèle) ; le découragement alors frappe les bonnes volontés de la meilleure trempe.

De son côté l'attitude des médecins assurant le service fut des plus regrettables. Au lieu de rester observateurs impartiaux, ils cherchent à dissimuler les inconvénients inhérents à la crèche, les mécomptes inévitables qu'elle comporte. Il n'en fallut pas davantage pour les rendre suspects, discréditer irrémédiablement leur témoignage et permettre de soupçonner derrière leurs réticences évidentes des dangers inavouables.

Voilà les deux causes primordiales qui préparèrent le succès des détracteurs de la crèche tant auprès des bienfaiteurs lassés que du corps médical mis en défiance. Auprès des premiers leur succès n'a été que temporaire : les bienfaiteurs, comme les malfaiteurs, sont d'ordinaire incorrigibles et ont tôt oublié les menus déboires de la carrière. Mais une part du corps médical reste depuis irréductible et persiste dans son opposition intransigeante.

Poitiers. — Imp. BLAIS et ROY, 7, rue Victor-Hugo, 7.

RED. :

20

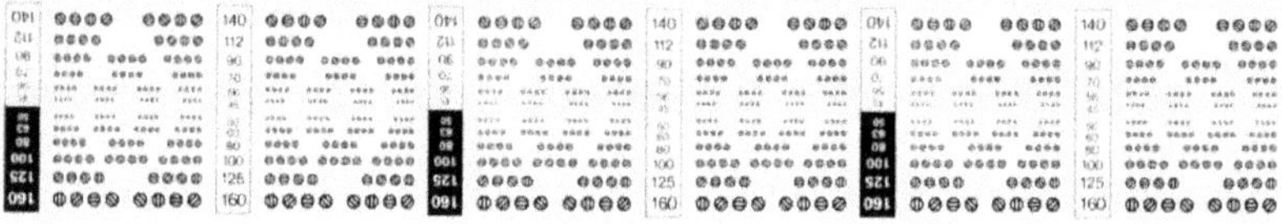

MIRE ISO N° 1
NF Z 43-007
AFNOR
Cedex 7 - 92080 PARIS-LA-DEFENSE

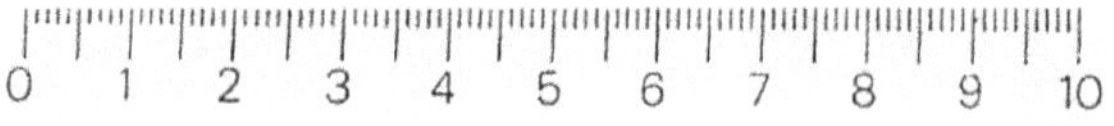

graphicom

# BIBLIOTHEQUE NATIONALE

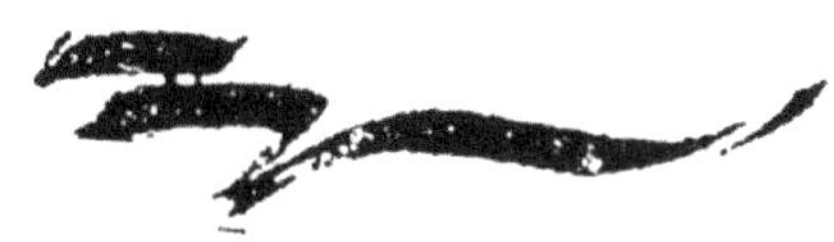

## CHATEAU
### de
### SABLE

1992

www.ingramcontent.com/pod-product-compliance
Ingram Content Group UK Ltd.
Pitfield, Milton Keynes, MK11 3LW, UK
UKHW022128170726
13837UKWH00003B/1426



9 782329 249728